Shagorika Choudhury
Shilpa S. Naik

Inteligência Artificial em Odontopediatria

Shagorika Choudhury
Shilpa S. Naik

Inteligência Artificial em Odontopediatria

ScienciaScripts

Imprint

Any brand names and product names mentioned in this book are subject to trademark, brand or patent protection and are trademarks or registered trademarks of their respective holders. The use of brand names, product names, common names, trade names, product descriptions etc. even without a particular marking in this work is in no way to be construed to mean that such names may be regarded as unrestricted in respect of trademark and brand protection legislation and could thus be used by anyone.

Cover image: www.ingimage.com

This book is a translation from the original published under ISBN 978-620-7-81050-5.

Publisher:
Sciencia Scripts
is a trademark of
Dodo Books Indian Ocean Ltd. and OmniScriptum S.R.L publishing group

120 High Road, East Finchley, London, N2 9ED, United Kingdom
Str. Armeneasca 28/1, office 1, Chisinau MD-2012, Republic of Moldova, Europe
Printed at: see last page
ISBN: 978-620-8-15355-7

ÍNDICE

LISTA DE ABREVIATURAS

2

IA : Inteligência artificial NN: Rede neural

CNN: Redes neurais convolucionais ML: Aprendizagem automática

ELIZA: Um programa informático de processamento de linguagem natural

inicial BAGANs: Balanceamento de redes adversárias generativas

GANs: Redes adversárias generativas LAWS: Sistemas de armas autónomas

letais ABIDE: Intercâmbio de dados de imagiologia cerebral do autismo NLP:

Processamento de linguagem natural

NLG: Geração de linguagem natural

ChatGPT: Chat Generative Pre-trained Transformer LLM: Modelo de

linguagem grande

CAPÍTULO 1 INTRODUÇÃO

O termo inteligência artificial (IA) é frequentemente utilizado para descrever a criação de máquinas capazes de realizar tarefas que requerem competências intrinsecamente humanas, como a aprendizagem, o pensamento e a perceção.

Definições de Inteligência Artificial:

O estudo das faculdades mentais através da utilização de modelos computacionais".

(Charniak e McDermott, 1985)

"A arte de criar máquinas que executam funções que requerem inteligência quando executadas por pessoas." (Kurzweil, 1990)

O estudo dos cálculos que tornam possível a perceção, o raciocínio e a ação". (Winston, 1992)

"A inteligência computacional é o estudo da conceção de agentes inteligentes". (Poole et al., 1998)

A IA está agora presente em muitos aspectos da nossa vida quotidiana, incluindo assistentes pessoais (Siri, Alexa, Google Assistant e outros), transportes públicos automatizados, aviões e jogos de vídeo. A IA foi incorporada na medicina para melhorar os cuidados prestados aos doentes, acelerando os procedimentos e obtendo maior precisão, abrindo caminho para melhorar os cuidados de saúde em geral.[1]

A IA é adequada para ultrapassar a diversidade da inspeção individual subjectiva e para aumentar a eficácia dos cuidados, reduzindo simultaneamente os custos através da eliminação de tarefas repetitivas, sendo a imagiologia de diagnóstico uma componente fundamental em muitos sectores da saúde.

A restrição fundamental da mente humana na aquisição de enormes volumes de informação reside essencialmente nos limites temporais. O processo de aprendizagem exige a integração dos conhecimentos e da experiência adquiridos ao longo do tempo.[2] Os investigadores têm vindo a investigar as possíveis aplicações de abordagens inteligentes em todos os aspectos da medicina desde meados do século XX. Nas últimas duas décadas, registou-se um aumento significativo do interesse pela IA médica. O obstáculo da medicina moderna é a recolha, a análise e a utilização da vasta quantidade de conhecimentos necessários para diagnosticar problemas clínicos difíceis.[3]

CAPÍTULO 2
HISTÓRIA DA INTELIGÊNCIA ARTIFICIAL

O matemático britânico Alan Turing (1950) foi um dos fundadores da informática moderna e da IA. Definiu o comportamento inteligente de um computador como a capacidade de atingir um desempenho de nível humano em tarefas cognitivas, o que mais tarde se tornou popular como o "teste de Turing".[4]

Desde meados do século passado, os investigadores têm explorado as potenciais aplicações de técnicas inteligentes em todos os domínios da medicina. Gunn investigou pela primeira vez a utilização da tecnologia de IA na cirurgia em 1976, quando estudou as possibilidades de utilizar a análise informática para diagnosticar dores abdominais súbitas. O interesse potencial na IA médica aumentou nas últimas duas décadas.[5]

George Boole afirmou em 1854 que o processo de aplicação da lógica aos problemas é efectuado da mesma forma que a resolução de equações através de um conjunto de sistemas, dando origem à esperança de que a lógica e a computação pudessem ser totalmente substituídas.[6]

Em 1943, Warren McCulloch e Walter Pitts sugeriram a utilização de redes neuronais para imitar o cérebro humano.[7]

Nas décadas de 1950 a 1970, a primeira rede neural conhecida foi criada por Minsky e Dean Edmunds em 1951 com a sua calculadora de reforço neural analógica estocástica.[8] Arthur Samuel cunhou o termo "aprendizagem automática" em 1959, acelerando o crescimento da IA.[9]

No seu livro, Hubert Dreyfus sublinhou que as pessoas têm partes da sua mente que funcionam de uma forma que as máquinas não conseguem. Um programa de computador chamado ELIZA, criado por Joseph Weizenbaum, revelando a ilusão do jogo de imitação de Turing.[10]

ELIZA era um programa de IA que permitia às pessoas comunicar com máquinas em inglês. Através de experiências do trabalho do programa, foi demonstrado que a máquina podia ser utilizada para comunicar com pessoas a um nível superficial, sem qualquer autoconsciência especial ou compreensão profunda da pessoa em comunicação.[11]

Na década de 1970 a 2000, a maior parte deste período é conhecida como o "inverno da IA", denotando uma época de menor financiamento e interesse e, consequentemente, menos desenvolvimentos importantes. Muitos reconhecem dois invernos significativos:

A primeira, no final da década de 1970, devido às limitações reconhecidas da IA, e a segunda, no final da década de 1980 e início da década de 1990, devido aos elevados custos de criação e manutenção de bases de dados digitais de conhecimentos especializados. A colaboração entre os primeiros utilizadores da IA manteve-se durante todo este tempo, apesar de uma falta de interesse generalizada neste domínio. Este facto incentivou Saul Amarel a criar o TheResearch Resource on Computers in Biomedicine na Universidade Rutgers em 1971.

Em 1973, foi desenvolvido um sistema informático de tempo partilhado denominado Stanford University Medical Experimental- Artificial Intelligence in Medicine, que melhorou as capacidades de ligação em rede.[12] Fundada em 1980, a Associação Americana para a Inteligência Artificial expandiu o seu serviço à comunidade de IA muito para além da Conferência Nacional.

Entre 2000 e 2020, registaram-se avanços seminais na IA, ou seja, o sistema de resposta a perguntas Watson, de domínio aberto, foi desenvolvido pela IBM em 2007 e competiu com concorrentes humanos no programa televisivo Jeopardy em 2011. Esta tecnologia, conhecida como Deep QA, utilizou o processamento de linguagem natural e várias pesquisas para analisar dados sobre conteúdos não estruturados e gerar respostas prováveis.

Isto contrasta com os sistemas tradicionais que utilizavam o raciocínio prospetivo (seguindo as regras dos dados para as conclusões), o raciocínio retrospetivo (seguindo as regras das conclusões para os dados) ou as regras "se então" elaboradas manualmente. Esta tecnologia era mais acessível, mais simples de manter e mais económica. Em 2017, assistiu-se à utilização bem sucedida do IBM Watson para encontrar novas proteínas de ligação ao ARN que foram alteradas na esclerose lateral amiotrófica.[13]

CAPÍTULO 3
CONCEITO DE INTELIGÊNCIA ARTIFICIAL

A aprendizagem profunda e a aprendizagem automática são subconjuntos da inteligência artificial.

3.1 Aprendizagem profunda

A aprendizagem profunda é um ramo da inteligência artificial (IA) que é cada vez mais utilizado em actividades complicadas, incluindo a resolução de problemas, a tomada de decisões e o reconhecimento de objectos.

Uma criança, por exemplo, não reconhece um gato num passo único e indivisível de correspondência de padrões; em vez disso, a criança começa por reparar nas arestas do objeto, cujo agrupamento específico denota um contorno texturado com formas simples, como olhos e orelhas. Entre estes componentes, surgem grupos maiores, como cabeças e patas, e um agrupamento específico destes elementos designa o gato inteiro.

O termo "aprendizagem profunda" é uma referência a arquitecturas de redes neuronais profundas (multi-camadas). Estas são particularmente úteis para estruturas de dados complexas, como as imagens, uma vez que são capazes de representar uma imagem e as suas caraterísticas hierárquicas, como arestas, cantos, formas e padrões macroscópicos.[14]

Os investigadores têm explorado ativamente a utilização da aprendizagem profunda com redes neuronais convolucionais (CNN) para processar vários tipos de imagens médicas, com um desempenho promissor. A utilização da aprendizagem profunda para o diagnóstico de doenças está a aumentar, e a aprendizagem profunda tem demonstrado uma deteção precisa e rápida com melhores resultados clínicos[15]

3.2 Aprendizagem automática:

Nos últimos anos, a aprendizagem automática (ML) está a ser amplamente utilizada na medicina para desenvolver modelos de previsão de doenças.[16]

O ML é um domínio que se centra no aspeto de aprendizagem da IA, desenvolvendo algoritmos que melhor representam um conjunto de dados.[17]

Na aprendizagem automática (ML), os sistemas aprendem a efetuar tarefas inteligentes sem o auxílio de informações pré-determinadas ou regras pré-escritas. Em vez disso, sem a ajuda de humanos, os sistemas encontram padrões em casos de um vasto conjunto de dados. Para tal, é definido um objetivo e as funções configuráveis do sistema são optimizadas para ajudar o utilizador a atingi-lo.

No ML, existem quatro métodos de aprendizagem comummente utilizados, cada um deles útil para resolver tarefas diferentes: supervisionado, não supervisionado, semi-supervisionado e aprendizagem por reforço.[17]

3.2.1 Aprendizagem supervisionada:

As etapas básicas da aprendizagem automática supervisionada são:

(1) Adquirir um conjunto de dados e dividi-lo em conjuntos de dados de treino, validação e teste separados

(2) Utilizar os conjuntos de dados de formação e de validação para criar um modelo da relação entre as caraterísticas e o objetivo

(3) Avaliar o modelo através do conjunto de dados de teste para determinar a eficácia da previsão dos preços da habitação para instâncias não vistas.

Em cada iteração, o desempenho do algoritmo nos dados de treino é comparado com o desempenho no conjunto de dados de validação. Desta forma, o algoritmo é ajustado pelo conjunto de validação. Na medida em que o conjunto de validação pode ser diferente do conjunto de teste, o desempenho do algoritmo pode ou não ser generalizado. Este conceito será discutido mais adiante na secção sobre avaliação do desempenho. As tarefas de aprendizagem supervisionada mais comuns são a regressão e a classificação. A regressão envolve a previsão de dados numéricos, como resultados de testes, valores laboratoriais ou preços de um artigo.[18]

3.2.2 *Aprendizagem não supervisionada*

Em contraste com a aprendizagem supervisionada, a aprendizagem não supervisionada tem por objetivo detetar padrões num conjunto de dados e classificar instâncias individuais do conjunto de dados em categorias específicas. Estes algoritmos são não supervisionados porque os padrões que podem ou não existir num conjunto de dados não são informados por um objetivo e são deixados para serem determinados pelo algoritmo.[19] Algumas das tarefas de aprendizagem não supervisionada mais comuns são o agrupamento, a associação e a deteção de anomalias. O agrupamento, como o nome sugere, agrupa as instâncias de um conjunto de dados em grupos separados com base em combinações específicas das suas caraterísticas.

3.2.3 *Aprendizagem semisupervisionada:*

A aprendizagem semi-supervisionada pode ser considerada como o meio termo entre a aprendizagem supervisionada e a não-supervisionada e é útil para conjuntos de dados que contêm dados etiquetados e não etiquetados (ou seja, todas as caraterísticas estão presentes, mas nem todas as caraterísticas têm objectivos associados). A aprendizagem semi-supervisionada é frequentemente aplicada a imagens médicas, em que um médico pode rotular um pequeno subconjunto de imagens e utilizá-lo para treinar um modelo. Este modelo é depois utilizado para classificar o resto das imagens não rotuladas do conjunto de dados. O conjunto de dados rotulado resultante é então utilizado para treinar um modelo de trabalho que deve, em teoria, ter um desempenho superior ao dos modelos não supervisionados.[19]

3.2.4 Aprendizagem por reforço:

A aprendizagem por reforço é a técnica de treinar um algoritmo para uma tarefa específica em que não há uma única resposta correta, mas em que se pretende obter um resultado global.[19] Embora a aprendizagem por reforço seja uma técnica poderosa, as suas aplicações em medicina são atualmente limitadas. Embora o reforço tenha potencial no seu lugar no domínio da informática e da aprendizagem automática, ainda não teve um impacto substancial na medicina clínica.[20]

Existem duas partes essenciais para a aplicação do ML em cenários reais. A primeira são os dados e as caraterísticas, e a segunda são os modelos e os algoritmos. Um procedimento de AM normalmente utilizado recebe dados que passam por pré-processamento e rotulagem manual para treino e teste.

Os algoritmos de ML selecionados são utilizados para a aprendizagem de dados, que ocorre através da otimização e avaliação do modelo, e o modelo maduro é finalizado. Especificamente, o processo de processamento de imagens médicas consiste normalmente em quatro etapas: aquisição de imagens, pré-processamento de imagens, análise de imagens e reconhecimento de padrões.[21]

A deteção e o diagnóstico assistidos por computador são dois grandes domínios de aplicações médicas em ML (Gao et al., 2019).[22]

3.3 Lógica difusa

Na última década, a lógica difusa provou ser uma ferramenta poderosa para os sistemas de tomada de decisões. A teoria dos conjuntos difusos deriva do facto de as classes e os conceitos naturais serem vagos. Este facto torna a lógica difusa bastante adequada para sistemas complexos, uma vez que pode resumir a partir de entradas de informação maciça com maior eficácia e tolerância a imprecisões.[23] A lógica difusa tem sido utilizada principalmente para o reconhecimento de padrões em sinais médicos, em casos com descrição linguística, incerteza e incompletude dos dados.[24]

3.4 Algoritmos genéticos

Os algoritmos genéticos também obtiveram sucesso durante a última década como métodos de otimização para problemas complexos. São métodos de pesquisa estocástica que se baseiam no princípio da sobrevivência do mais apto na seleção natural. Incluem abordagens como a mutação, a herança, a seleção e o cruzamento para procurar a melhor opção para o problema. A maior vantagem dos algoritmos genéticos em relação aos métodos convencionais é o facto de funcionarem com base na solução do problema em vez do conceito de relações analíticas dos métodos convencionais. Apesar de ser uma poderosa ferramenta de otimização, funciona com base em regras simples, o que facilita a sua implementação.

Łodygowski T e colaboradores, em 2009, utilizaram algoritmos genéticos para a otimização do sistema de implantes dentários, a fim de reduzir o problema da fratura mecânica e proporcionar resistência a longo prazo ao implante.[25]

Outro estudo realizado por *Li H* et al. 2019 utilizou o algoritmo genético juntamente com a rede neural de retropropagação para melhorar a correspondência da cor dos dentes, que é um dos maiores desafios na odontologia protética. Um estudo recente de Tripathi et al 2019 relatou a abordagem baseada em algoritmo genético para detetar cáries dentárias em estágios iniciais, a fim de evitar a gravidade da cárie.[26]

Além disso, o algoritmo genético é utilizado na reconstrução de partes em falta do dente

através da otimização de um conjunto de pontos de controlo no desenho assistido por

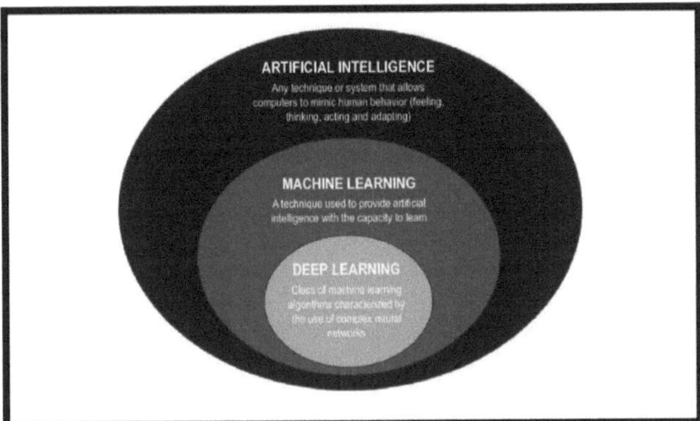

computador.

Figura 3.1. Conceito de Inteligência Artificial

CAPÍTULO 4
UTILIZAÇÃO DA INTELIGÊNCIA ARTIFICIAL EM MEDICINA DENTÁRIA

4.1 Diagnóstico assistido por médicos :

A lógica de diagnóstico de uma determinada doença baseia-se na análise dos sintomas, nos resultados dos testes de diagnóstico e noutros factores, que são vulneráveis à memória imperfeita do médico. Quando "educada" com centenas de milhares de casos, a IA ultrapassa a experiência clínica até do especialista mais proficiente (Bouletreau et al. 2019)[27]

4.2 Previsão e prognóstico da doença:

Os recentes avanços na IA proporcionam quadros valiosos para a integração de todos os atributos relacionados com os sintomas clínicos, incluindo o historial do doente, os dados demográficos, o estilo de vida e os factores clínicos e genéticos.

Os modelos de IA de classificação e previsão ajudam a dar prioridade aos factores de risco e a prever os resultados a longo prazo das doenças dentárias, explorando as associações entre as doenças e os dados dos pacientes.[28]

4.3 Planeamento do tratamento :

A versatilidade da IA na distinção de estruturas anatómicas e na simulação de resultados prospectivos torna-a um complemento valioso no fornecimento de orientação anatómica, no planeamento do tratamento e na avaliação dos resultados do tratamento dentário.

4.4 A aprendizagem profunda é perfeitamente adequada para diagnosticar imagens faciais:

Em especial no que respeita ao reconhecimento facial, as redes neuronais artificiais (RNA) provaram ser capazes de efetuar operações de computação intensiva com base em conjuntos de dados maciços com uma precisão e um desempenho significativos[29]

4.5 Educação Dentária:

A IA é habitualmente utilizada no domínio da educação dentária para desenvolver cenários que imitam o trabalho clínico em pacientes, eliminando todos os riscos associados à formação num paciente vivo. Como resultado, o feedback pré-clínico dos estudantes sobre os pacientes virtuais melhorou consideravelmente.[30]

4.6 Seguro dentário alimentado por IA:

Algumas aplicações têm indicadores propostos que incorporam os desafios das aplicações móveis de saúde e estratégias para garantir uma conceção e um desenvolvimento adequados das aplicações para os prestadores de cuidados de saúde, os doentes e o público em geral.[31]

4.7 A aprendizagem profunda é perfeitamente adequada para diagnosticar imagens faciais:

Nem todas as abordagens de aprendizagem automática são adequadas para diagnósticos médicos, mas os modelos de aprendizagem profunda baseados em redes neuronais artificiais geraram um poder de atração intuitivo para aplicações relacionadas com a saúde e baseadas em imagens, dados os seus pontos fortes aparentes no processamento de grandes volumes de dados, no reconhecimento de padrões e na construção de modelos preditivos a partir de grandes conjuntos de dados de elevada dimensão, e demonstraram desde o seu início um excelente desempenho no processamento de imagens. Particularmente no que respeita ao reconhecimento facial, as redes neuronais artificiais (RNA) provaram realizar operações de computação intensiva com base em conjuntos de dados maciços com precisão e desempenho significativos.[32]

Nos últimos anos, os investigadores têm feito progressos na utilização de previsões baseadas em RNA no diagnóstico médico-dentário da face. As aplicações para o diagnóstico facial incluem a perceção da idade, do género, de doenças de pele ou de traços dismórficos. As

RNA foram também treinadas para reconhecer padrões e caraterísticas associados à saúde dos pacientes, como o desconforto ou o stress.

Por último, os diagnósticos baseados na IA têm o potencial de aumentar a imparcialidade nos processos de tomada de decisão relacionados com os organismos de financiamento (ou seja, seguros, serviços de saúde).[33]

CAPÍTULO 5
INTELIGÊNCIA ARTIFICIAL EM ODONTOPEDIATRIA

5.1 Deteção de placa dentária em dentes primários com base em aprendizagem profunda:

Uma vez que os dentes e a placa dentária podem ser difíceis de distinguir, especialmente quando a placa está presente em pequenas quantidades, a deteção da placa dentária pode ser difícil para as crianças e para os seus pais.[34]

Um modelo de deteção de placa dentária baseado em métodos de aprendizagem por transferência foi criado utilizando uma estrutura de rede neural convencional (CNN) e treinado utilizando imagens do mundo real.[35]

Uma vez que diferentes instituições médicas utilizam diferentes equipamentos intra-orais e procedimentos fotográficos, as imagens dos dentes obtidas com diferentes equipamentos podem diferir em termos de cor, resolução e outras caraterísticas. Estas discrepâncias terão certamente um impacto na precisão das imagens adquiridas e, consequentemente, na exatidão do modelo de IA.[35] A abordagem proposta no estudo utiliza medições da cobertura de placa bacteriana nas superfícies vestibular e labial dos dentes utilizando um modelo de IA baseado no conceito de aprendizagem profunda. No presente estudo, foi utilizada uma câmara intra-oral (1280 × 960 pixels, TPC Ligang, China) para captar fotografias apenas das superfícies vestibulares de um total de 886 dentes decíduos. Foi aplicado um agente revelador (Cimedical, Japão) e as fotografias dos dentes revelados foram captadas no mesmo ângulo, utilizando o mesmo dispositivo; estas fotografias foram depois cortadas com o objetivo de conter um dente completo numa só imagem. Um único investigador independente e calibrado marcou as áreas dos dentes nas fotografias originais e nas fotografias dos dentes revelados utilizando um software chamado LabelMe (MIT, EUA), que é uma ferramenta de investigação de visão por computador. Em seguida, as fotos dos dentes revelados foram redimensionadas para garantir que os perfis de contorno dos dentes dos dois grupos se sobrepusessem. As áreas de placa bacteriana nas fotos de revelação também foram marcadas usando o LabelMe, e as áreas marcadas foram transferidas para as fotos dos dentes antes da operação de revelação ser realizada usando o programa de computador (Figura 5.1) .

Embora o modelo utilizado no estudo atual não tenha a capacidade de explicar os seus resultados. O modelo de IA desenvolvido atingiu níveis de desempenho clinicamente aceitáveis para a deteção de placa bacteriana em dentes decíduos.[35]

5.2 Aprendizagem automática de classificadores para cáries na primeira infância:

O classificador automático de aprendizagem automática do ECC foi desenvolvido, avaliado e implementado. Na ausência de informações sobre o exame clínico, o estado de CCE pode ser razoavelmente inferido através de uma pergunta de rastreio que solicita a impressão dos pais sobre a saúde oral do seu filho numa escala de cinco níveis, combinada com o conhecimento da idade da criança.[36] Existe uma vasta gama de métodos e abordagens disponíveis para o rastreio ou avaliação do risco de CCE.

Este novo relatório de uma aplicação AutoML para classificar a CCE é importante pelas seguintes razões: Em primeiro lugar, foi demonstrada uma abordagem viável que, por sua vez, pode abrigar um enorme número de vários tipos de variáveis de entrada, incluindo futuros acréscimos de preditores biológicos talvez mais informativos (por exemplo, genómica, microbioma, metaboloma, propriedades salivares, enzimas), influências sociais e a nível regional (por exemplo, representadas pelo código PIN), imagens intra-orais, etc. Em segundo lugar, permite a imputação do estado de CEC em grandes conjuntos de dados administrativos e de cuidados de saúde pública, em que a informação sobre o exame clínico pode ser impossível de obter, mas em que existe outra informação de substituição potencialmente útil ou que pode ser facilmente obtida (por exemplo, através de um questionário em linha). Isto melhorará significativamente a capacidade de efetuar uma vigilância em grande escala, permitindo a avaliação das correlações da CCE com várias outras doenças sistémicas, utilizando informações de saúde electrónicas.[37]

No entanto, a precisão e a generalização da maioria dos modelos existentes são limitadas, uma vez que não foram verificadas em populações separadas ou em estudos de coortes prospectivos.[38]

A maioria dos modelos existentes parece sobrestimar o risco ou a prevalência da cárie (ou seja, sensibilidades muito elevadas e especificidades muito baixas) e resulta numa percentagem significativa de falsos positivos.

É essencial assegurar que é tomada a melhor decisão clínica antes de iniciar procedimentos irreversíveis. Foi utilizada uma RNA para ajudar a determinar a necessidade de extração dentária antes da terapia ortodôntica em pacientes com má oclusão. As quatro RNAs construídas, tendo em consideração vários índices clínicos, mostraram uma precisão de 80-93% na determinação da necessidade de extracções para tratar as más oclusões dos pacientes.

A CCE é uma doença complexa, uma vez que é influenciada por inúmeras causas. Perguntamo-nos se existe um elemento biológico subjacente, como um fator genético, que tenha um impacto mais forte na formação da cárie, uma vez que os factores parecem não estar relacionados com os factores ambientais e comportamentais.[39] Embora numerosos genes e polimorfismos genéticos tenham sido identificados como causa de lesões dentárias em pacientes, as variáveis genéticas ligadas à doença não foram incluídas na maioria das investigações. De acordo com Zaorska, K. et al. 2021 ,a utilização de polimorfismos de nucleótido único (SNPs) para prever o risco de cárie dentária pode ser uma ferramenta muito útil para os clínicos adaptarem estratégias de prevenção durante os primeiros anos de vida da criança e para os pais inculcarem melhores hábitos alimentares.[40]

5.3 Avaliar a saúde oral das crianças utilizando conjuntos de ferramentas concebidos por aprendizagem automática

Em comparação com outras secções do corpo, a saúde oral não é geralmente alvo de muita atenção por parte das pessoas, e nem sequer a maioria das pessoas faz um exame oral anual. Nos países em desenvolvimento e subdesenvolvidos, isto é especialmente verdade. Para resolver estas questões, a Organização Mundial de Saúde (OMS) criou um questionário sobre saúde oral para adultos e crianças. Para criar conjuntos de ferramentas de avaliação da saúde oral que pudessem prever com precisão o Índice do Estado de Saúde Oral das Crianças (COHSI) e as Necessidades de Encaminhamento para Tratamento (RFTN), uma equipa de investigação utilizou a aprendizagem automática. No seu estudo, Liu et al. desenvolveram um modelo concetual de sistema de banco de itens de saúde oral sob a orientação da estrutura PROMIS.

O modelo concetual de saúde oral foi desenvolvido por um painel de peritos composto por dentistas pediátricos, dentistas gerais, cientistas sociais e peritos do PROMIS. O modelo concetual está dividido em três componentes principais: saúde física, mental e social.

O sistema de banco de itens de saúde oral criado neste documento fornece a base para outros fins, tais como a criação de formulários curtos específicos para avaliação de programas e/ou planeamento de políticas de saúde oral, entre outros. Wang, Y. et al. 2020 desenvolveram um conjunto de ferramentas que consistia num formulário curto (SF) para ajudar os pais a avaliar o estado de saúde oral dos seus filhos e a necessidade de tratamento, que conceptualizava a saúde como tendo componentes físicas, mentais e sociais.

A precisão do kit de ferramentas (SF) dependia muito da forma como as perguntas eram formuladas, do quociente de conhecimento das crianças e dos seus pais, da hora do dia em que o inquérito era feito ę acima de tudo, da forma como o algoritmo de aprendizagem automática era desenvolvido.[41]

5.4 Identificação de mesiodens e dentes supranumerários

A inteligência artificial encontra a sua utilidade no diagnóstico de mesiodens através da utilização de modelos únicos de aprendizagem profunda.[42] O pessoal dentário jovem e inexperiente dos consultórios de rastreio não consegue frequentemente detetar a presença de dentes extra na radiografia panorâmica. Para além disso, poucos dentistas gerais estão habilitados a identificar a dentição mista em pacientes jovens. Com estas desvantagens, a aprendizagem profunda baseada na CNN poderia prestar um apoio alargado no rastreio de dentes supranumerários. De acordo com os resultados da investigação levada a cabo por Kuwada et al. 2020[43] , os algoritmos de aprendizagem profunda (DetecNet e AlexNet) têm o potencial de detetar dentes supranumerários maxilares impactados em radiografias panorâmicas.

5.5 Avaliação da idade cronológica em crianças e adolescentes utilizando modelação neural

O conhecimento da métrica de avaliação da idade é essencial para os clínicos ou investigadores que analisam a idade de restos humanos forenses ou escavados para determinar a melhor forma de tratamento ou que medem a idade das crianças durante adopções ou estadias não autorizadas em algumas nações[44] Os dentes das raparigas desenvolvem-se mais rapidamente do que os dos rapazes, em parte devido ao dimorfismo sexual. As redes neuronais artificiais estão a ser cada vez mais utilizadas para gerir dados médicos e também fornecem diagnósticos melhores e mais eficazes para uma variedade de problemas médicos.[45]

Os dois métodos mais populares para determinar a idade dentária são a abordagem clínica e o método pantomográfico. Embora a abordagem clínica seja fácil de utilizar e produza dados rapidamente, produz resultados extremamente imprecisos.

Uma metodologia recentemente desenvolvida por Zaborowicz et al.,2021 baseia-se em: tirar uma fotografia pantomográfica digital; fazer medições de secções fixas em fotografias pantomográficas digitais (medições com o software ImageJ), exportar um conjunto destas medições para uma folha de cálculo, por exemplo, MS Excel, e calcular os indicadores originais - proporções - propostos no decurso dos testes realizados; posteriormente, os valores calculados devem ser transformados num ficheiro *.csv e introduzidos no modelo neural utilizado para determinar a idade cronológica. Esta metodologia pode servir de algoritmo para implementação numa aplicação informática que determine automaticamente a idade cronológica de crianças e adolescentes entre os 4 e os 15 anos (dos 48 aos 144 meses).[46]

5.6 Categorização do selante de fissuras

Para prevenir as cáries nas superfícies de mastigação dos molares, os selantes dentários são frequentemente utilizados como camada protetora. Existem várias terapias, como restaurações dentárias, selantes e procedimentos protéticos, para cada tipo de problema dentário atualmente existente. As redes neurais convolucionais (CNN) são amplamente utilizadas para categorizar imagens de diagnóstico e objetivar a classificação de sintomas anormais, mas estas redes têm de ser especificamente treinadas para identificar cada um dos problemas.[47]

A CNN é uma técnica crucial de aprendizagem profunda que ajuda os dentistas ao utilizar uma tonelada de dados. Além disso, por serem frequentemente de cor branca, os selantes dentários são a primeira linha de defesa para muitos problemas dentários. Por conseguinte, parece ser o curso de ação mais sensato afinar a CNN para reconhecer os selantes dentários.

Uma CNN baseada na aprendizagem profunda foi criada por uma equipa de investigação liderada por Schlickenrieder,

A. et al. 2020[48] para reconhecer estes selantes a partir de imagens intra-orais legíveis por máquina.

Neste estudo, foi destacado que o pipeline utilizado para o aumento da imagem, a aprendizagem por transferência e a arquitetura CNN escolhida (ResNeXt-101-32x8d) representam uma abordagem atual que pode ter melhorado os resultados documentados. O estudo acima foi realizado com fotografias clínicas profissionais de boa qualidade, pelo que os resultados podem ter sido influenciados positivamente por este fator. Tendo em consideração que uma das imagens utilizadas estava sobreexposta ou subexposta, e que os dentes investigados estavam maioritariamente livres de placa bacteriana, cálculo e saliva. Todas as imagens foram normalizadas, recortadas e padronizadas uniformemente antes do processamento. Em terceiro lugar, apenas dentes posteriores não selados e dentes selados de qualidade variável foram incluídos nos materiais de estudo. Os casos com lesões de cárie, defeitos de desenvolvimento e restaurações dentárias diretas ou indirectas foram excluídos do projeto para permitir uma aprendizagem imparcial da CNN. Outra vantagem metodológica neste contexto parece ser a utilização de imagens de um único dente, porque a informação interferente dos dentes adjacentes ou das margens foi maioritariamente excluída.

A técnica baseada em IA no presente estudo produziu uma excelente precisão de diagnóstico em comparação com as classificações convencionais baseadas em CNN. Existiam várias limitações que exigiam uma investigação dentária aprofundada, treino repetido para uma deteção óptima e categorização dos vários problemas e abordagens de reparação associadas antes de utilizar esta CNN treinada por IA em aplicações clínicas.

5.7 Deteção de dentes decíduos e dentes permanentes jovens

Para o reconhecimento de objectos, a CNN, um dos modelos de aprendizagem profunda mais apreciados, é frequentemente utilizada. Os dentes decíduos estão a ser cada vez mais avaliados e contados utilizando técnicas de aprendizagem profunda como a CNN.

Foram utilizados vários modelos, incluindo R-CNN, Faster R-CNN, YOLOv3 e YOLOv4, para a identificação e deteção de objectos. Os detectores de uma fase (método YOLO) e os detectores de duas fases (Mask-RCNN, R-CNN e Faster R-CNN) são as duas principais categorias de algoritmos de deteção de objectos.[49]

Para determinar quais os dentes afectados por doenças dentárias e associar esses problemas aos dentes identificados, os métodos de deteção automatizados e sofisticados necessitam primeiro de identificar os dentes. Os métodos de deteção automatizados e sofisticados baseiam-se no reconhecimento dos dentes para determinar quais os dentes afectados por doenças dentárias e para relacionar esses problemas com os dentes identificados. Nos últimos dez anos, aproximadamente, os investigadores desenvolveram uma variedade de métodos para classificar e numerar os dentes, afastando-se da classificação baseada na CNN e aproximando-se de métodos baseados em regiões e limiares.

5.8 Erupção ectópica do primeiro molar permanente

Uma "erupção ectópica" é quando um dente erupciona num local não habitual. As erupções ectópicas ocorrem frequentemente durante o início da dentição mista. O dente perdido mais típico é o primeiro molar superior. A arcada dentária pode tornar-se mais estreita, o espaço interdentário pode perder-se, pode ocorrer má oclusão e a superfície distal do segundo molar primário pode absorver-se.[50]

Por conseguinte, um diagnóstico precoce pode ajudar no planeamento do tratamento e possivelmente evitar dificuldades. Para detetar erupções ectópicas, são utilizados exames clínicos e radiológicos.

A IA e a radiómica desenvolveram-se rapidamente. Os dentistas podem diagnosticar os pacientes de forma mais completa, consistente e exacta com a utilização de CNNs com várias camadas. O modelo (nnU-Net) foi considerado por Zhu, H. et al. como sendo mais exato e consistente na identificação e classificação de erupções ectópicas em molares durante a fase de dentição mista. Foi efectuado um estudo comparativo do desempenho dos modelos U-Net, R2U-Net, U-Net de atenção e nnU-Net. Os resultados indicaram que a nnU-Net teve o melhor desempenho em termos de aumento semântico. A segmentação semântica é um desafio, porque a quantidade e a complexidade do conjunto de dados afectam o desempenho de um algoritmo. As caraterísticas da No-new-Net (nnU-Net), como o processamento de dados e os métodos de formação, podem ser alteradas para proporcionar o melhor impacto do modelo e adaptar-se de forma flexível a qualquer conjunto de dados.

Liu, J. et al. criaram um método de rastreio automatizado que pode detetar a erupção ectópica dos molares maxilares com uma precisão equivalente à dos pedodontistas. Os autores descobriram que, embora a aprendizagem profunda ainda não seja 100% fiável para a sua utilização na identificação, os modelos de reconhecimento de imagens assistidos por IA podem aumentar a precisão dos intérpretes humanos.

5.9 Diagnóstico baseado em inteligência artificial da hipomineralização molar-incisivo (MIH) em fotografias intra-orais

O presente estudo de diagnóstico mostrou que a HMI em imagens intra-orais pode ser detectada por um algoritmo baseado em IA com uma precisão de diagnóstico razoavelmente elevada.[51]

A complexidade clínica dos dentes com HMI exigiu a análise de dois domínios com três pontuações de diagnóstico cada, levando eventualmente a nove categorias. Relevantemente, uma incompatibilidade entre os casos clínicos e a categorização de casos sugerida em tabelas cruzadas está diretamente relacionada. Dada a sua raridade na prática clínica, alguns grupos estão sub-representados neste estudo.

Como resultado, em comparação com os estudos mencionados anteriormente que utilizaram apenas algumas categorias de diagnóstico, a variabilidade clínica das caraterísticas do HMI, bem como a baixa frequência de algumas categorias, provavelmente dificultaram o treino do algoritmo baseado em IA e podem ter diminuído o seu desempenho global de diagnóstico.

É possível tirar a conclusão técnica de que, utilizando o pipeline de desenvolvimento de software fornecido, foi tecnicamente possível criar CNNs com um grau significativo de precisão. Como resultado, é possível prever que, num futuro próximo, o interesse pelos diagnósticos baseados em IA irá aumentar. No entanto, antes de poderem ser aplicados num contexto clínico, têm de ser feitos mais avanços.

Além disso, para melhorar o desempenho da CNN criada para a categorização do MIH, é fundamental determinar a necessidade de material de imagem numericamente grande e qualitativo. Para além disso, as categorias de diagnóstico menos comuns devem ser representadas por números adequados.

5.10 Avaliação da perturbação do espetro do autismo:

A aprendizagem automática, a lógica difusa, o processamento de linguagem natural, as redes neuronais e as aplicações móveis são auxiliares no diagnóstico do autismo. Heinsfeld et al. investigaram a aplicação de algoritmos de aprendizagem profunda para a identificação de pacientes autistas com base nos seus padrões de ativação cerebral. A base de dados que utilizaram foi a ABIDE (Autism Brain Imaging Data Exchange) e a precisão dos algoritmos atingiu os 70%. Este estudo indicou que os métodos de aprendizagem automática podem ser utilizados para o diagnóstico precoce da perturbação do espetro do autismo e de outras perturbações neurológicas.[52]

Duda et al. criaram o Mobile Autism Risk Assessment (MARA), uma ferramenta de rastreio preenchida pelos pais e encarregados de educação, que é disponibilizada através de uma plataforma online e apresenta os resultados automaticamente. O MARA consiste num questionário de 7 itens sobre as competências sociais e de comunicação e o comportamento da criança.[53]

Outro domínio da IA que é utilizado para o diagnóstico do autismo é o Processamento de Linguagem Natural (PLN). A PNL é um domínio da ciência da computação que se centra nas interações entre os computadores e as línguas humanas (naturais). Em particular, é uma forma de recolher conhecimentos sobre o modo como os seres humanos utilizam e compreendem a linguagem, com o objetivo de desenvolver ferramentas e técnicas adequadas que permitam aos sistemas informáticos compreender as línguas naturais.

AI é o WearSense, que utiliza as capacidades dos smartwatches modernos para a deteção de comportamentos estereotipados em crianças com autismo. A tecnologia WearSense é composta por um smartwatch e um smartphone com uma aplicação que recolhe os dados sensoriais do acelerómetro e também de algoritmos de aprendizagem automática que detectam e classificam os comportamentos repetidos. Assim, esta tecnologia pode ajudar os clínicos no seu diagnóstico final. Os dados que foram reportados como output e as árvores de decisão que foram utilizadas tiveram 96,7% de precisão na deteção dos comportamentos autistas nas crianças.[54]

5.11 Inteligência artificial no desenvolvimento de medicamentos

Prevê-se que a IA venha a racionalizar e acelerar a criação de medicamentos no futuro. Ao utilizar a robótica e modelos de alvos genéticos, fármacos, órgãos, doenças e respectiva progressão, farmacocinética, segurança e eficácia, a IA pode transformar o processo de desenvolvimento de medicamentos, que deixa de ser um processo de mão de obra e capital intensivo para passar a ser um processo de dados e capital intensivo.

A descoberta e o desenvolvimento de medicamentos podem ser acelerados, tornados mais económicos e eficientes com a ajuda da inteligência artificial (IA). A IA foi anteriormente utilizada para identificar potenciais tratamentos para o vírus do Ébola, embora, como em qualquer estudo farmacológico, encontrar um composto principal não garanta a criação de uma terapêutica segura e eficaz.

[55]

5.12 Aplicações da IA à investigação no domínio da saúde

Uma área importante da investigação em saúde baseada na IA envolve a utilização de dados produzidos para registos de saúde electrónicos (EHR). Se a base de dados subjacente e o sistema de tecnologias da informação não controlarem a disseminação de dados heterogéneos ou de má qualidade, pode ser difícil utilizar esses dados. No entanto, a IA nos registos de saúde electrónicos pode ser aplicada à investigação, ao aumento da qualidade e à melhoria dos cuidados clínicos.

A IA, que foi devidamente construída e ensinada com dados apropriados, pode ajudar a identificar as melhores práticas clínicas a partir dos registos de saúde electrónicos antes de prosseguir pela via convencional da publicação científica, da criação de diretrizes e de ferramentas de apoio clínico. A IA pode ajudar a criar novos modelos de práticas clínicas de prestação de cuidados de saúde através da análise de tendências de práticas clínicas descobertas através de dados de saúde electrónicos.[56]

29

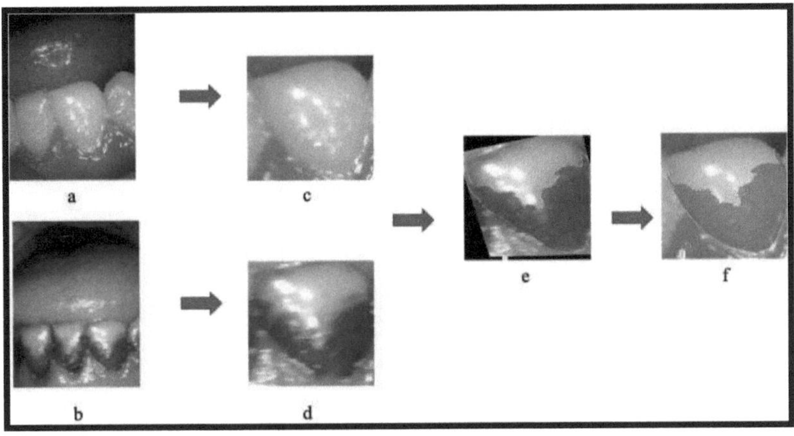

a. Fotografia original dos dentes decíduos tirada com uma câmara intra-oral

b. Foto original dos dentes revelados c, d, cortes das fotos a e b

e. imagem redimensionada da fotografia b; a área da placa está assinalada

f. A área marcada na fotografia e foi transferida para a fotografia c

Figura 5.2 Classificador automatizado de aprendizagem automática para cáries na primeira infância

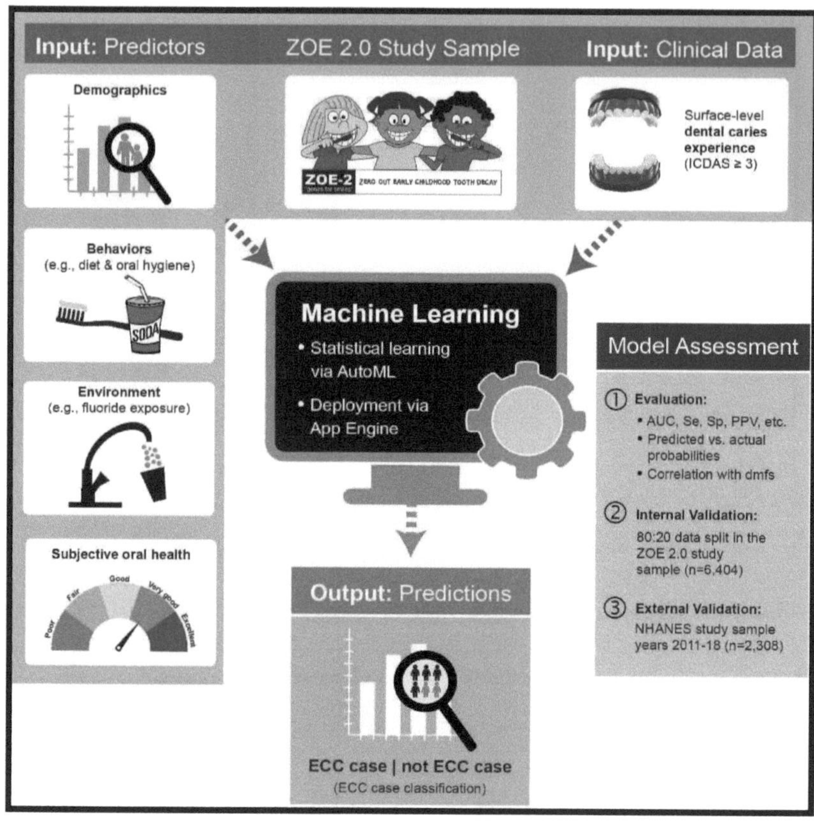

Figura 5.3 Tomada de decisão por método de IA para selantes de fossas e fissuras

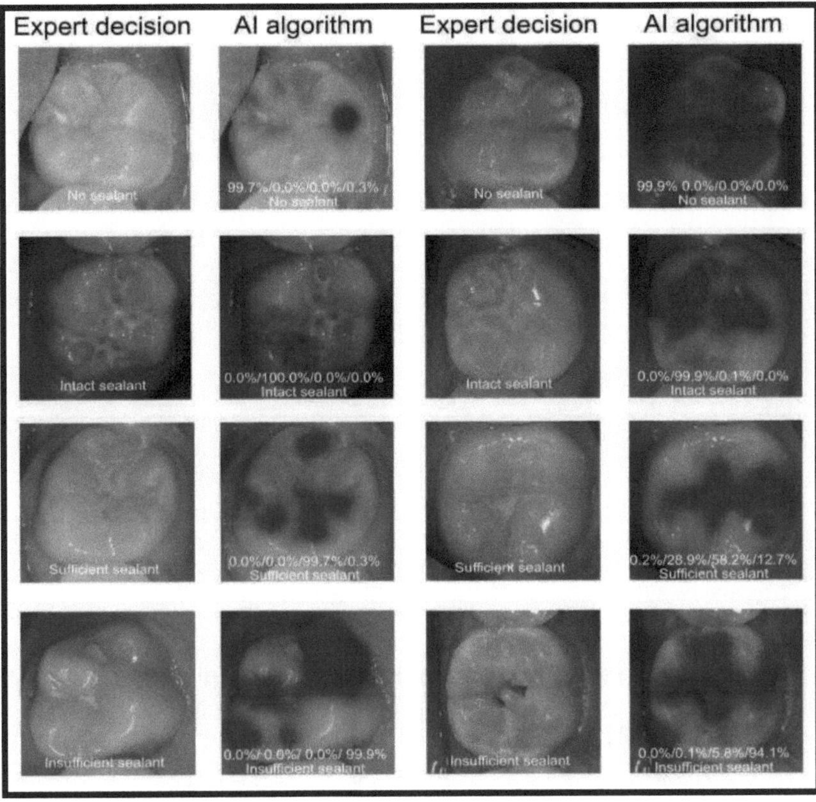

Figura 5.4 Resultados gerados pelo algoritmo de IA no diagnóstico de dentes afectados por MIH

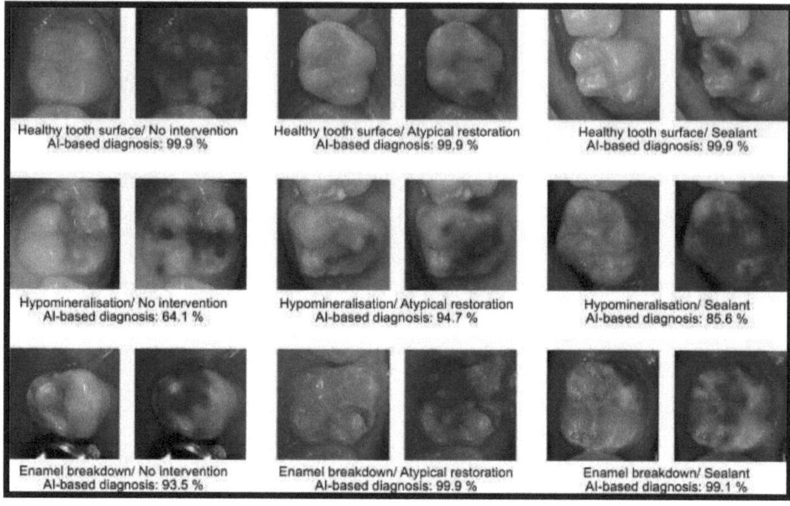

Figura 5.5 Arquitetura do sistema WearSense para monitorizar a atividade comportamental do autismo

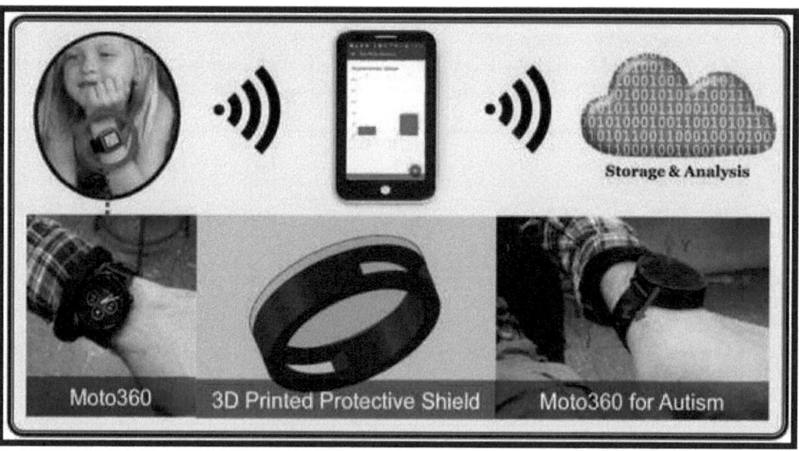

Figura 5.6 Inteligência artificial na descoberta de medicamentos

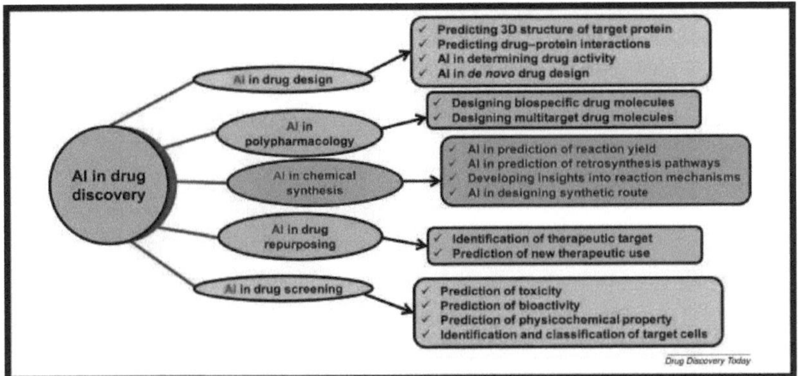

CAPÍTULO 6
LIMITAÇÕES DA INTELIGÊNCIA ARTIFICIAL:

A contabilização de efeitos de confusão (ou enviesamentos) é um sério desafio quando se utiliza a aprendizagem profunda em estudos de imagiologia médica.[57]

Uma formação insuficiente ou dados em falta podem provocar resultados insensíveis, pelo que é de importância primordial que a previsão seja complementada com um "grau de confiança".[58]

Uma máquina tem dificuldade em compreender as subtilezas da linguagem humana, uma vez que ainda não tem empatia ou sentimentos semelhantes aos dos humanos. Embora um agente de conversação não possua a inteligência emocional e a experiência de vida de um ser humano, este facto pode ser ocultado através da utilização de expressões de empatia.[59]

Os modelos de aprendizagem profunda são mais susceptíveis de se ajustarem demasiado aos dados de treino devido à sua elevada complexidade de parâmetros, o que reduz a generalização dos resultados. A diferença no número de amostras que representam cada classe nos dados é designada por desequilíbrio de classes. A falta de conjuntos de dados de alta qualidade e rotulados limita a implantação de modelos robustos e exactos baseados na IA.[60]

Além disso, os sistemas de IA suscitam preocupações em matéria de segurança. É necessário desenvolver mecanismos para regular a eficácia dos algoritmos de IA. A Administração de Alimentos e Medicamentos dos EUA abordou esta questão criando uma nova categoria de medicamentos denominada "Software como Dispositivo Médico", que utiliza para controlar a inovação segura e a segurança dos doentes.[61]

Devido ao facto de os sistemas baseados na IA serem baseados em máquinas, controlados e operados por cientistas informáticos sem qualquer formação médica, a aplicação da IA nos cuidados de saúde é particularmente orientada para os problemas.[62]

A IA também não pode substituir os modelos actuais de prestação de cuidados de saúde, cujo funcionamento depende totalmente das competências dos médicos e da comunicação entre os doentes e os médicos.

Apesar de todo o potencial, as soluções de IA ainda não entraram, em grande medida, na prática médica de rotina. Na medicina dentária, por exemplo, as NN convolucionais só foram adoptadas em contextos de investigação a partir de 2015, principalmente em radiografias dentárias, e as primeiras aplicações que envolvem estas tecnologias estão agora a entrar na arena clínica (Schwendicke et al. 2019).[63]

Dado que a medicina dentária está singularmente adaptada à utilização de actividades de IA, este facto é ainda mais surpreendente:

1) Desde o rastreio até ao planeamento e execução do tratamento, a imagiologia desempenha um papel significativo na medicina dentária e serve de base para a maioria das experiências dentárias dos pacientes.

2) Na medicina dentária são frequentemente utilizados diferentes materiais de imagiologia da mesma região anatómica da mesma pessoa. Estes materiais imagiológicos são frequentemente complementados com dados não imagiológicos, tais como registos clínicos e informações sobre o historial médico e dentário do doente, incluindo quaisquer perturbações sistémicas e medicamentos. Além disso, os dados são frequentemente recolhidos ao longo de uma série de períodos de tempo. A IA está bem adaptada para combinar e ligar eficazmente vários dados, a fim de melhorar o diagnóstico, a previsão e a tomada de decisões.

3) Vários problemas dentários, incluindo cáries, lesões apicais e perda óssea periodontal,

são bastante comuns. Reunir conjuntos de dados com uma grande proporção de casos "afectados".

Ao abordar estas questões, os sistemas de IA dentária tornar-se-ão melhores e serão mais amplamente utilizados em contextos clínicos. Em primeiro lugar, devido a desafios organizacionais e a questões de privacidade dos dados, os dados médicos e dentários não estão tão facilmente disponíveis como outros dados. Os dados estão frequentemente fechados em sistemas separados, únicos e imperfeitamente compatíveis.

Em comparação com outros conjuntos de dados utilizados no domínio da inteligência artificial, os conjuntos de dados carecem frequentemente de organização e são pequenos. Existem poucas opções para autenticar ou triangular os dados sensíveis, complicados e multidimensionais de cada doente.

Os registos médicos electrónicos, por exemplo, indicam um baixo nível de exaustividade variável para os dados médicos e dentários, com dados frequentemente em falta de forma deliberada e não aleatória. A amostragem resulta frequentemente em enviesamento de seleção, com pessoas excessivamente saudáveis (por exemplo, dados hospitalares), excessivamente doentes (por exemplo, dados de dispositivos portáteis) ou excessivamente ricas (por exemplo, dados das pessoas que podem pagar cuidados dentários em países sem cobertura universal de cuidados de saúde) a serem sobre-representadas. Esses dados conduzirão inevitavelmente a aplicações de IA enviesadas (Gianfrancesco et al. 2018).[64]

Em segundo lugar, o processamento de dados e a medição e validação de resultados são muitas vezes insuficientemente replicáveis e robustos na investigação em IA dentária (Schwendicke et al. 2019). Continua a não ser claro como os conjuntos de dados foram selecionados, curados e pré-processados.

Muitas vezes, os dados são utilizados tanto para a formação como para o teste, o que conduz a um "enviesamento de bisbilhotice de dados" (Gianfrancesco et al. 2018; England e Cheng 2019). Normalmente, não é possível definir um padrão de ouro "rígido" e não há acordo sobre quantos peritos são necessários para rotular um ponto de dados e como fundir diferentes rótulos de tais padrões de ouro "difusos" (Walsh 2018).

Em terceiro lugar, os resultados da IA em medicina dentária muitas vezes não são imediatamente aplicáveis: A informação única fornecida pela maioria das actuais aplicações de IA para medicina dentária só parcialmente informará a necessária e complexa tomada de decisões nos cuidados clínicos.[65]

CAPÍTULO 7
EVOLUÇÃO DO PAPEL DA INTELIGÊNCIA ARTIFICIAL

Com os avanços da inteligência artificial (IA), a investigação sobre a forma como a IA e os tratamentos baseados na Internet podem funcionar em conjunto constitui um passo crucial para melhorar as terapias baseadas na Internet. Integrar a IA nas plataformas sob a forma de um agente de conversação pode ser uma abordagem.[66]

7.1 Robótica

À semelhança de outros domínios, a medicina dentária também está a avançar para uma nova era de medicina baseada em dados e assistida por robôs. A assistência dentária robótica tem potencial para ser aplicada em diferentes domínios. Para melhorar a aplicabilidade da IA em medicina dentária, são necessários sistemas mais flexíveis para atingir um desempenho ao nível humano e melhorar ainda mais a fiabilidade dos modelos baseados em IA na prática clínica.[67]

A intervenção da tecnologia robótica na medicina dentária tem o potencial de proporcionar um tratamento melhorado e preciso num tempo mais curto e tem uma boa qualidade de precisão no trabalho. Foram efectuadas explorações benéficas sobre a aplicação da robótica nas ciências orais, tendo sido desenvolvidos robôs automáticos de preparação de coroas dentárias, robôs de arranjo dentário, robôs de perfuração e robôs de dobragem de fios ortodônticos que satisfazem os requisitos clínicos. No entanto, estes robôs ainda se encontram na fase de investigação teórica e de experiências preliminares e requerem operadores experientes e com formação profissional, pelo que não têm sido amplamente utilizados na prática clínica. Além disso, algumas operações altamente repetitivas e morosas na cavidade oral carecem da aplicação de tecnologia robótica, como o tratamento periodontal básico, a colagem ortodôntica de brackets, o aumento e a restauração de arcos e a remoção de limas partidas nos dentes. A robótica pode ter grandes perspectivas nestas áreas. A robótica dentária encontra-se atualmente na fase de transição das operações assistidas por computador para uma tecnologia totalmente autónoma. Consequentemente, as publicações de investigação e os relatos de casos relevantes são limitados.[68]

7.2 Chat GPT

O Chat Generative Pre-trained Transformer (ChatGPT) é um chatbot de conversação baseado em IA de código aberto disponível na Internet. O ChatGPT e outros chat-bots lançados recentemente participam em interações de conversação e dão respostas com um tom de autoridade a perguntas complicadas.[69] É provável que o ChatGPT e outras plataformas semelhantes que possam ser introduzidas no futuro evoluam ainda mais com o contributo humano de peritos técnicos e de utilizadores. Após o seu lançamento inicial, o ChatGPT está a evoluir rapidamente e, recentemente, a Open AI anunciou o lançamento do ChatGPT4, a última versão da sua linha de modelos linguísticos de IA com capacidades melhoradas, como o processamento de imagens e o processamento de até 25 000 palavras de texto.[70]

O ChatGPT incorpora a conversação para capturar dinamicamente múltiplas fontes de conhecimento existente para responder a perguntas. Tradicionalmente, o processo de preparação de documentos é efectuado manualmente. Com base em palavras-chave, os profissionais organizam o contexto de acordo com as normas de documentação dos registos médicos. Este processo pode ser rapidamente assistido por um LLM. A Geração de Linguagem Natural (NLG) é uma das tarefas importantes da LLM. Geralmente, a NLG realiza a geração de texto com base na compreensão da linguagem natural de entrada, como textos estruturados ou palavras-chave separadas. Uma vez que um LLM bem treinado é altamente qualificado nesta tarefa, este mérito pode ser aproveitado para automatizar uma série de tarefas comuns de documentação, tais como a geração de relatórios sobre o historial médico, procedimentos dentários e planos de tratamento.[71]

O ChatGPT pode tornar-se uma ferramenta promissora e útil para tarefas como a geração automática de rascunhos, o resumo de artigos e a tradução de línguas, que podem ser úteis em actividades académicas para tornar o trabalho de escrita mais rápido e fácil. No entanto, a utilização desta ferramenta na redação científica suscita preocupações éticas, pelo que deve ser regulamentada.[72]

7.3 Aumento de dados

Os conjuntos de dados com desequilíbrio de classes são tendenciosos em relação às classes maioritárias, pelo que as hipóteses de classificação incorrecta são frequentemente mais elevadas. No entanto, podem ser utilizadas diferentes técnicas para lidar com o desequilíbrio de classes e melhorar o desempenho dos modelos de aprendizagem profunda. Certas técnicas podem ser utilizadas para minimizar o desequilíbrio de classes, como o aumento de dados. Para extrair a maior quantidade de informação das imagens médicas, podem ser aplicadas transformações não lineares.

As redes adversariais generativas (GAN) podem revelar-se uma boa alternativa para criar imagens semelhantes utilizando transformações não lineares no interior da rede. Em particular, as GAN estão a ser cada vez mais utilizadas para aumentar os dados médicos, por exemplo, em imagens de tomografia computorizada (TC) pulmonar para detetar lesões de COVID-19 e em conjuntos de dados de imagens médicas em pequena escala.[73]

Para obter uma variação poderosa do modelo generativo que pode ser empregue para ultrapassar o desequilíbrio de classes de uma forma mais sofisticada, conhecida como redes adversárias generativas equilibradas (BAGAN). Centra-se na geração de imagens de classe minoritária de alta qualidade.

7.4 Formação Cross Center

Uma das limitações da aplicação da aprendizagem profunda em medicina dentária é a incerteza quanto à generalização dos modelos. A generalização limitada pode estar relacionada com diferenças em termos de caraterísticas da população, como o estado dentário, e caraterísticas da imagem, como as diferenças nos protocolos de geração de dados envolvidos. Assim, a compreensão das razões subjacentes às limitações de generalização ajudará a formular estratégias para atenuar os problemas de generalização. A investigação futura deve centrar-se na utilização do treino entre centros para aumentar a generalização dos modelos baseados na aprendizagem profunda.[74]

7.5 Realidade Virtual e Realidade Aumentada

Para praticar uma medicina dentária segura e eficiente e obter feedback simultâneo, pode ser adoptada a realidade virtual (RV). Para gerar informações clínicas que possam ser visualizadas pelos pacientes, pode ser adoptada a realidade aumentada (RA). Não existem muitos estudos que tenham avaliado a utilização da RA e da RV, mas a sua utilização está em constante crescimento.

A RA e a RV oferecem o potencial para ajudar os investigadores a criar ferramentas de alta qualidade para a prática clínica, desde uma melhor visualização a tempos de operação mais curtos, melhores consultas aos doentes e resultados terapêuticos promissores. Os médicos podem utilizar a RA para permitir que os pacientes visualizem os resultados esperados antes de se submeterem ao procedimento. A RA e a RV podem ser utilizadas para melhorar o ensino da medicina dentária, melhorando as experiências de aprendizagem dos estudantes durante a formação pré-clínica.[75]

Com os avanços da inteligência artificial (IA), a investigação sobre a forma como a IA e os tratamentos baseados na Internet podem funcionar em conjunto constitui um passo crucial para melhorar as terapias baseadas na Internet. Uma solução pode ser incorporar a IA, sob a forma de um agente de conversação, nas plataformas, quer como tutor que funciona como um treinador psicoeducativo virtual acessível ao cliente em qualquer altura, quer assumindo o papel de psicoterapeuta, fornecendo críticas úteis e colocando questões clinicamente informadas, como as perguntas socráticas, que podem ajudar diretamente o cliente a analisar pensamentos automáticos negativos (Ly et al., 2017; Morris et al., 2018). Nesta perspetiva, é fundamental reconhecer que as interações automatizadas com computadores existem há muito tempo, mas só agora se tornaram amplamente utilizadas (Epstein e Klinkenberg, 2001).

A IA pode ser utilizada para promover procedimentos automatizados como o Eliza original, criado na década de 1960. As novas aplicações de IA levantam preocupações sobre os possíveis inconvenientes da utilização de IA e de modelos linguísticos de grande dimensão, como a GPT, neste domínio, embora tenham também a capacidade de melhorar drasticamente os tratamentos baseados na Internet e de poupar tempo aos médicos, se forem corretamente implementados.

CAPÍTULO 8 ASPECTOS JURÍDICOS

medida que os sistemas clínicos de inteligência artificial se desenvolvem, a sua utilização e implantação aumentam inevitavelmente, criando novos desafios sociais, económicos e jurídicos.

Inevitavelmente, a utilização da IA na medicina conduzirá a litígios jurídicos sobre queixas de negligência médica atribuíveis a sistemas sofisticados de apoio à decisão.

O sistema jurídico terá de dar instruções claras sobre quem é responsável em casos de negligência médica que envolvam aplicações de IA médica.

O seguro de negligência profissional dentária tem de ser claro quanto à cobertura quando as decisões de cuidados de saúde são tomadas em parte por um sistema de IA[76]

Há um debate contínuo sobre se a IA "se enquadra nas categorias jurídicas existentes ou se deve ser desenvolvida uma nova categoria com as suas caraterísticas e implicações especiais". A aplicação da IA na prática clínica é extremamente promissora para melhorar os cuidados de saúde, mas também coloca questões éticas que temos de abordar atualmente.

Para concretizar plenamente o potencial da IA nos cuidados de saúde, é necessário abordar quatro grandes questões éticas: (1) consentimento informado para a utilização dos dados

(2) Segurança e transparência

(3) Equidade e preconceitos algorítmicos

(4) A privacidade dos dados é um fator importante a considerar[77]

8.1 Legislações globais

A resolução do Parlamento Europeu baseou-se numa investigação encomendada, supervisionada e publicada pelo departamento político dos "Direitos dos Cidadãos e

Assuntos Constitucionais" em resposta a um pedido da Comissão dos Assuntos Jurídicos do Parlamento Europeu.

O documento sublinha a importância de uma resolução que inste à construção urgente de um quadro jurídico para a robótica e a IA capaz de prever e responder a quaisquer avanços científicos previstos a médio prazo.[78]

8.2 Preconceitos na utilização da IA

Há provas de que os preconceitos humanos e sociais podem ser amplamente incorporados e utilizados pelos algoritmos de IA. No entanto, a responsabilidade deve recair sobre os dados subjacentes e não sobre o algoritmo em si. Os modelos podem ser desenvolvidos utilizando dados que incluam decisões humanas ou dados que mostrem os impactos de segunda ordem das injustiças históricas ou sociais.

Os dados gerados pelos utilizadores podem funcionar como um ciclo de feedback, gerando enviesamento, e os métodos utilizados para adquirir e interpretar os dados também podem contribuir para o enviesamento. Tanto quanto sabemos, não existem normas ou critérios para comunicar e comparar estes modelos; no entanto, os trabalhos futuros devem incluir este aspeto para ajudar os médicos e os investigadores.

A IA está a evoluir de um "luxo" para uma componente indispensável dos sistemas digitais contemporâneos. É imperativo garantir que as decisões sejam tomadas de forma ética e sem preconceitos injustos, à medida que começamos a confiar cada vez mais na IA para a tomada de decisões. Os algoritmos de inteligência artificial (IA) são cada vez mais utilizados para melhorar os percursos dos doentes e os resultados cirúrgicos, superando os humanos em vários domínios.[79]

8.3 Desafios técnicos no desenvolvimento da IA

Embora a IA tenha o potencial de revolucionar os cuidados de saúde, há ainda muitos obstáculos tecnológicos a ultrapassar. Há que ter o cuidado de recolher dados representativos do grupo de doentes pretendido, porque os algoritmos baseados na aprendizagem automática dependem substancialmente da disponibilidade de grandes quantidades de dados de formação de alta qualidade. Por exemplo, pode haver diferentes tipos de enviesamento e ruído nos dados de diferentes instituições de saúde, o que pode impedir que um modelo treinado com os dados de uma instituição seja generalizado para outra.

Foi demonstrado que os diagnósticos consensuais podem melhorar significativamente o desempenho dos modelos de aprendizagem automática treinados nos dados quando a tarefa de diagnóstico tem uma fraca concordância entre peritos.

É necessária uma curadoria de dados eficaz para gerir dados diversos. Além disso, para obter o padrão-ouro do estado clínico dos doentes, os profissionais têm de avaliar individualmente as notas clínicas de cada doente, o que é proibitivamente dispendioso à escala da população. Recentemente, foi apresentado um padrão-ouro que imputa as condições reais dos doentes utilizando métodos de processamento de linguagem natural e códigos de diagnóstico.

Embora a aprendizagem profunda tenha sido bem sucedida na classificação de imagens, na tradução, no reconhecimento de voz, na síntese de sons e até na conceção de redes neuronais, as tarefas de diagnóstico e tratamento clínicos exigem frequentemente mais contexto (por exemplo, preferências, valores, apoio social e historial médico do paciente) do que as tarefas restritas que a aprendizagem profunda dominou.

Para validar a utilidade dos sistemas de IA médica no mundo real, são necessários estudos clínicos prospectivos que avaliem o desempenho dos sistemas em contextos clínicos. Os ensaios prospectivos identificarão melhor a fragilidade dos modelos de IA em ambientes clínicos heterogéneos e ruidosos do mundo real e indicarão formas de integrar a IA médica nos fluxos de trabalho clínicos actuais.[80]

Embora estes modelos possam atingir um desempenho melhor do que o humano, não é fácil transmitir noções intuitivas que expliquem as conclusões dos modelos, identificar os pontos fracos dos modelos ou extrair conhecimentos biológicos adicionais destas "caixas negras" computacionais.

No entanto, a interpretação de modelos continua a ser muito mais difícil para os modelos de redes neuronais profundas treinados noutros dados que não imagens; este é um foco de esforço de investigação em curso. Muitos dos progressos recentes no domínio das redes neuronais têm-se restringido a tarefas bem definidas que não exigem a integração de dados de várias modalidades.

As metodologias de aplicação das redes neuronais profundas a diagnósticos gerais (como a interpretação de sinais e sintomas, história clínica passada, resultados laboratoriais e evolução clínica) e à seleção de tratamentos são menos claras.

Embora a aprendizagem profunda tenha sido bem sucedida na classificação de imagens, na tradução, no reconhecimento de voz, na síntese de sons e até na conceção de redes neuronais, as tarefas de diagnóstico e tratamento clínicos exigem frequentemente mais contexto (por exemplo, preferências, valores, apoio social e historial médico do paciente) do que as tarefas restritas que a aprendizagem profunda dominou.

8.4 Orientações éticas indianas para a IA nos cuidados de saúde :

O desenvolvimento e a aplicação da tecnologia de IA nos cuidados de saúde têm de ser orientados pelos valores e princípios éticos adoptados e praticados por todas as partes interessadas relevantes. A tecnologia de IA utiliza vários tipos de conjuntos de dados e algoritmos, como a aprendizagem supervisionada, semi-supervisionada e não-supervisionada. Embora promissora, a natureza complexa de tais processos analíticos "orientados para a máquina" suscitou cautela entre os profissionais de saúde e os investigadores. Ao contrário de outros domínios da IA, a IA para a saúde afecta diretamente a vida humana e pode ter implicações graves em todos os aspectos dos doentes. Por conseguinte, é necessária uma abordagem cautelosa, mas não intrusiva e ética, antes de estes algoritmos poderem fazer parte da rotina do sector da saúde. As questões relacionadas com a segurança e a confidencialidade dos dados de saúde dos pacientes são igualmente importantes e devem ser tratadas com cautela em todas as fases de desenvolvimento e implantação da IA para a saúde.[81]

8.4.1 *Autonomia:*

Não deve haver qualquer coação por parte do governo/patrocinador/investigador/profissional de saúde e de todas as outras partes interessadas para a utilização dessas tecnologias de IA. Os criadores, as instituições, os hospitais, os sistemas de saúde e as partes interessadas associadas devem desenvolver políticas e diretrizes para reforçar a autonomia dos participantes.

8.4.2 *Segurança e minimização de riscos*

É necessário um conjunto sólido de mecanismos de controlo para evitar uma utilização indevida, não intencional ou deliberada. ii. O requisito fundamental e essencial é dispor de sistemas e software seguros devido à natureza sensível dos dados no sector da saúde. É essencial que as tecnologias de IA sejam concebidas com uma abordagem preventiva dos riscos, de modo a terem um desempenho consistente, minimizando simultaneamente as consequências e os resultados não intencionais.

Todas as tecnologias/algoritmos de IA devem ser testados com rigor científico nos contextos em que se destinam a ser utilizados. O desempenho do algoritmo deve ser avaliado em diferentes raças, grupos étnicos, grupos etários, classes sociais e outras caraterísticas humanas relevantes. O investigador tem de garantir que o desempenho da tecnologia de IA é satisfatório em condições variadas.

O Comité de Ética (CE) e outras partes interessadas devem garantir que existe uma avaliação benefício-risco favorável. O benefício deve ser superior ao risco envolvido. O risco deve ser justificável quando se considera o valor social e científico da tecnologia de IA. O investigador deve tomar todas as medidas possíveis para a proteção dos participantes/pacientes. A medida deve ser analisada pela CE e por outros organismos reguladores.

8.4.3 Privacidade dos dados

A tecnologia baseada na IA deve garantir a privacidade e a proteção dos dados pessoais em todas as fases de desenvolvimento e implantação.

Figura 8.1 Considerações jurídicas e éticas sobre a IA

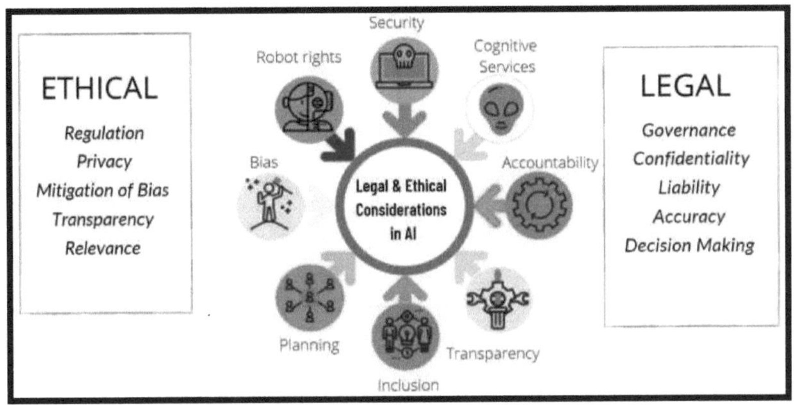

Figura 8.2 Princípios éticos da IA para a saúde

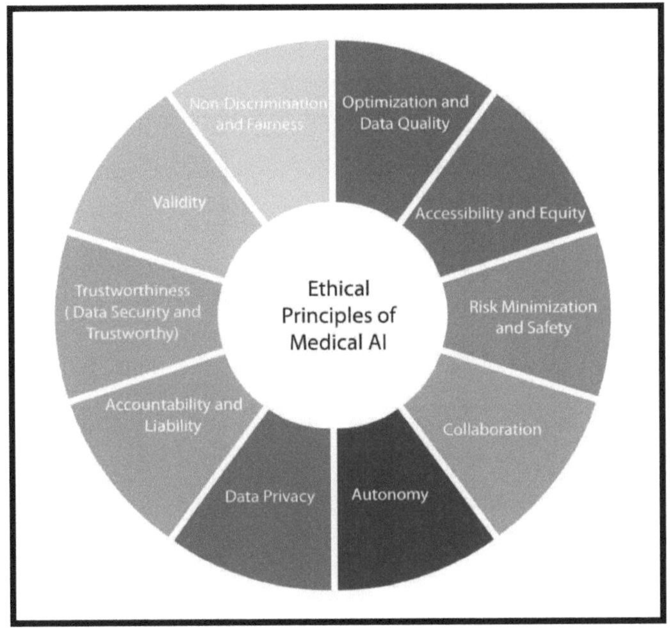

CAPÍTULO 9 CONCLUSÃO

A inteligência artificial pode ajudar em todos os aspectos da saúde dentária, incluindo a medicina dentária preventiva, a medicina dentária de restauração, as ciências de diagnóstico e muito mais. A fim de ajudar os dentistas menos experientes a efetuar diagnósticos mais precisos, a inteligência artificial (IA) tem sido amplamente aplicada na medicina dentária pediátrica. No entanto, podemos afirmar categoricamente que a IA não pode, nem nunca poderá, substituir os médicos dentistas ou os dentistas pediátricos.

Tanto a nível individual como social, estes modelos são muito úteis e eficientes na identificação e classificação das crianças em grupos de risco, no reconhecimento e numeração dos dentes, na deteção de erupção ectópica precoce, na determinação da idade, etc. A fim de sensibilizar os alunos para a sua própria saúde dentária, podem também ser utilizados como ferramenta de planeamento e avaliação de programas de saúde oral nas escolas. A inteligência artificial é considerada uma ferramenta complementar.

A IA pode ser utilizada de forma controlada como uma ferramenta adicional, preservando o toque humano e reforçando que os dentistas pediátricos e os dentistas mantêm o poder de definir diretrizes de tratamento e fazer juízos de valor. No entanto, não demorará muito até que os dentistas e a IA trabalhem em conjunto para prestar melhores cuidados aos doentes.

CAPÍTULO 9
BIBLIOGRAFIA

1. Mintz Y, Brodie R. Introduction to artificial intelligence in medicine (Introdução à inteligência artificial na medicina). Minimally Invasive Therapy & Allied Technologies. 2019 Mar 4;28(2):73-81.

2. Turing A. Computing machinery and intelligence (Máquinas de computação e inteligência). Mente 1950;49:433-460

3. Ramesh AN, Kambhampati C, Monson JR, Drew PJ. Artificial intelligence in medicine. Ann R Coll Surg Engl. 2004 Sep;86(5):334-8.

4. Turing AM. Computing machinery and intelligence. Mind 1950; 59: 433-60.

5. Gunn AA. O diagnóstico de dor abdominal aguda com análise computorizada. J R Coll Surg Edinb 1976; 21: 170-2.

6. Uckelman, Sara. (2010). Computando com Conceitos, Computando com Números: Llull, Leibniz e Boole. 427-437. 10.1007/978-3-642-13962-8_47.

7. Bowling, Michael & Fürnkranz, Johannes & Graepel, Thore & Musick, Ron. (2006). Aprendizagem automática e jogos. Machine Learning. 63. 211-215.

8. Polton MM. Uma breve história. Oxford Elsevier Science ; 2001

9. Bowling, Michael & Fürnkranz, Johannes & Graepel, Thore & Musick, Ron. (2006). Aprendizagem automática e jogos. Machine Learning. 63. 211-215. 10.1007/s10994-006-8919-x.

10. Wiezenbaum J. Computer Power and Human Reason: From Judgment to Calculation. Tecnologia e Cultura. 1976; 17:813

11. Weizenbaum, J. Eliza - um programa de computador para o estudo da comunicação em linguagem natural entre homem e máquina. Estados Unidos: N. p., 1983.

12. Kulikowski CA. Início da Inteligência Artificial em Medicina (AIM): Computational Artifice Assisting Scientific Inquiry and Clinical Art - with Reflections on Present AIM Challenges. Yearb Med Inform. 2019 Aug;28(1):249-256. Epub 2019 Abr 25. PMID: 31022744; PMCID: PMC6697545.

13. Bakkar N, Kovalik T, Lorenzini I, Spangler S, Lacoste A, Sponaugle K, Ferrante P, Argentinis E, Sattler R, Bowser R. Artificial intelligence in neurodegenerative disease research: use of IBM Watson to identify additional RNA-binding proteins altered in amyotrophic lateral sclerosis. Ata Neuropathol. 2018 Feb;135(2):227-247.

14. Hornik. 1991. Capacidades de aproximação de redes multicamadas feedforward. *Rede* Neural. 4(2):251-257

15. Kermany DS, Goldbaum M, Cai W, Valentim CCS, Liang H, Baxter SL, McKeown A, Yang G, Wu X, Yan F, Dong J, Prasadha MK, Pei J, Ting MYL, Zhu J, Li C, Hewett S, Dong J, Ziyar I, Shi A, Zhang R, Zheng L, Hou R, Shi W, Fu X, Duan Y, Huu VAN, Wen C, Zhang ED, Zhang CL, Li O, Wang X, Singer MA, Sun X, Xu J, Tafreshi A, Lewis MA, Xia H, Zhang K. Identificando Diagnósticos Médicos e Doenças Tratáveis por Aprendizagem Profunda Baseada em Imagens. Cell. 2018 Feb 22;172(5):1122-1131.e9.

16. Schwendicke F, Samek W, Krois J. Artificial Intelligence in Dentistry: Chances and Challenges. J Dent Res. 2020 Jul;99(7):769-774.

17. James G, Witten D, Hastie T, Tibshirani R, An Introduction to Statistical Learning: Com aplicações em R. Nova Iorque: Springer 2013.

18. Hastie T, Tibshirani R, Friedman JH. *The Elements of Statistical Learning: Data*

Mining, Inference, and Prediction. 2ª ed. Nova Iorque, NY: Springer; 2009.

19. NVIDIABlog : AprendizagemSupervisionadaVs .

NãoSupervisionada . TheOfficial NVIDIABlog.

https://blogs.nvidia.com/blog/2018/08/02/supervised- unsupervised learning/ Publicado em

2 de agosto de 2018. Acessado em 24 de outubro de 2019

20. Choi RY, Coyner AS, Kalpathy-Cramer J, Chiang MF, Campbell JP. Introdução ao

aprendizado de máquina, redes neurais e aprendizado profundo. Transl Vis Sci Technol.

2020 Fev 27;9(2):14.

21. Ren R, Luo H, Su C, Yao Y, Liao W. Machine learning in dental, oral and craniofacial

imaging: a review of recent progress. PeerJ. 2021 maio 17;9:e11451.

22. Liang, H., Tsui, B.Y., Ni, H. *et al.* Avaliação e diagnósticos precisos de doenças

pediátricas usando inteligência artificial. *Nat Med* **25**, 433-438 (2019).

23. Trillas E., Eciolaza L. *Fuzzy Logic.* Volume 10. Springer International Publishing;

Berlim, Alemanha: 2015. pp. 973-978

24. Vlamou E., Papadopoulos B. Sistemas Lgicos Fuzzy e aplicao mdica.AIMS

Neurosci.2019;6:266-272.

25. T. Łodygowski, K. Szajek, M. Wierszycki Otimização de implantes dentários

utilizando o algoritmo genéticoJ Theor Appl Mech, 47 (3) (2009), pp. 573-598

26. P. Tripathi, C. Malathy, M. Prabhakaran Abordagem baseada em algoritmos genéticos

para deteção de cárie dentária usando rede neural de propagação traseira Int J Recent

Technol Eng, 8: (2019), 2277-3878

27. Bouletreau P, Makaremi M, Ibrahim B, Louvrier A, Sigaux N. Inteligência Artificial:

Aplicações em cirurgia ortognática. J Stomatol Oral Maxillofac Surg. 2019 Sep;120(4):347-354.

28. Shan T, Tay FR, Gu L. Aplicação da Inteligência Artificial em Odontologia. J Dent Res. 2021 Mar;100(3):232-244.

29. Zhu, Yinghui & Jiang, Yuzhen. (2020). Otimização do algoritmo de reconhecimento facial com base na fusão de vários recursos de aprendizado profundo impulsionada por big data. Computação de imagem e visão. 104. 104023. 10.1016/j.imavis.2020.104023.

30. Agrawal P, Nikhade P. Artificial Intelligence in Dentistry: Passado, Presente e Futuro. Cureus. 2022 Jul 28;14(7):e27405. doi: 10.7759/cureus.27405. PMID: 36046326; PMCID: PMC9418762.

31. Khan ZF, Alotaibi SR. Aplicações de Inteligência Artificial e Análise de Grandes Dados em m-Health: Uma perspetiva do sistema de saúde. J Healthc Eng. 2020 30 de agosto; 2020

32. Zhu Y, Jiang Y. Otimização do algoritmo de reconhecimento facial baseado na fusão de múltiplos recursos de aprendizagem profunda impulsionada por big data. Computador de visão de imagem. 2020;104:104023

33. Schwendicke F, Samek W, Krois J. Inteligência artificial em medicina dentária: oportunidades e desafios. J Dent Res. 2020;99:769-774.

34. Löe H. O Índice Gengival, o Índice de Placa e os Sistemas de Índice de Retenção. J. Periodontol. 1967;38:610-616

35. You W, Hao A, Li S, Wang Y, Xia B. Deteção de placa dentária baseada em aprendizagem profunda em dentes primários: uma comparação com avaliações clínicas.

BMC Saúde Oral. 2020 maio 13;20(1):141

36. You W, Hao A, Li S, Wang Y, Xia B. Deteção de placa dentária baseada em aprendizagem profunda em dentes primários: uma comparação com avaliações clínicas. BMC Saúde Oral. 2020 maio 13;20(1):141. doi: 10.1186/s12903-020-01114-6. PMID: 32404094; PMCID: PMC7222297.

37. Karhade DS, Roach J, Shrestha P, Simancas-Pallares MA, Ginnis J, Burk ZJS, Ribeiro AA, Cho H, Wu D, Divaris K. An Automated Machine Learning Classifier for Early Childhood Caries. Pediatr Dent. 2021 May 15;43(3):191- 197. PMID: 34172112; PMCID: PMC8278225.

38. Mejàre I, Axelsson S, Dahlën Ga, et al. Avaliação do risco de cárie: uma revisão sistemática. *Ata Odontol Scand* 2014;72(2):81-91.

39. Zaorska K., Szczapa T., Borysewicz-Lewicka M., Nowicki M., Gerreth K. Prediction of Early Childhood Caries Based on Single Nucleotide Polymorphisms Using Neural Networks. Genes. 2021;12:462

40. Zaorska K, Szczapa T, Borysewicz-Lewicka M, Nowicki M, Gerreth K. Prediction of Early Childhood Caries Based on Single Nucleotide Polymorphisms Using Neural Networks. Genes (Basileia). 2021 Mar 24;12(4):462.

41. Wang Y, Hays RD, Marcus M, Maida CA, Shen J, Xiong D, Coulter ID, Lee SY, Spolsky VW, Crall JJ, Liu H. Desenvolvimento de kits de ferramentas de avaliação de saúde bucal infantil usando algoritmo de aprendizado de máquina. JDR Clin Trans Res. 2020 Jul; 5 (3): 233-243

42. Ahn Y., Hwang J.J., Jung Y.H., Jeong T., Shin J. Automated Mesiodens Classification System Using Deep Learning on Panoramic Radiographs of Children (Sistema de

Classificação Automatizada de Mesiodens Utilizando Aprendizagem Profunda em Radiografias Panorâmicas de Crianças). Diagnósticos. 2021;11:1477

43. Kuwada C., Ariji Y., Fukuda M., Kise Y., Fujita H., Katsumata A., Ariji E. Deep learning systems for detecting and classifying the presence of impacted supernumerary teeth in the maxillary incisor region on panoramic radiographs. Oral Surg. Oral Med. Oral Pathol. Oral Radiol. 2020;130:464- 469.

44. Zaborowicz K., Biedziak B., Olszewska A., Zaborowicz M. Parâmetros dentários e ósseos na avaliação da idade cronológica de crianças e adolescentes utilizando métodos de modelação neural. Sensores. 2021;21:6008

45. Owais M., Arsalan M., Choi J., Mahmood T., Park K.R. Artificial Intelligence- Based Classification of Multiple Gastrointestinal Diseases Using Endoscopy Videos for Clinical Diagnosis (Classificação de Doenças Gastrointestinais Múltiplas Baseada na Inteligência Artificial Utilizando Vídeos de Endoscopia para Diagnóstico Clínico). J. Clin. Med. 2019;8:986

46. Zaborowicz K, Biedziak B, Olszewska A, Zaborowicz M. Tooth and Bone Parameters in the Assessment of the Chronological Age of Children and Adolescents Using Neural Modelling Methods. Sensors (Basileia). 2021 Sep 8;21(18):6008.

47. Zaorska K., Szczapa T., Borysewicz-Lewicka M., Nowicki M., Gerreth K. Prediction of Early Childhood Caries Based on Single Nucleotide Polymorphisms Using Neural Networks. Genes. 2021;12:462

48. Schlickenrieder A., Meyer O., Schönewolf J., Engels P., Hickel R., Gruhn V., Hesenius M., Kühnisch J. Deteção e categorização automatizadas de selantes de fissuras a partir de fotografias digitais intra-orais utilizando inteligência artificial. Diagnóstico. 2021;11:1608

49. Lee J.H., Han S.S., Kim Y.H., Lee C., Kim I. Aplicação de uma rede neural convolucional totalmente profunda à automatização da segmentação de dentes em radiografias panorâmicas. Oral. Surg.   Oral.   Med.   Oral Pathol.   Oral Radiol. 2020;129:635-642

50. Caliskan S., Tuloglu N., Ozdemir C., Kizilaslan S., Bayrak S. Erupção ectópica dos primeiros molares permanentes superiores: Fatores preditivos para resultados autocorrigidos e impactados. Int. J. Clin. Pr. 2020;75:e13880

51. Schönewolf J, Meyer O, Engels P, Schlickenrieder A, Hickel R, Gruhn V, Hesenius M, Kühnisch J. Diagnóstico baseado em inteligência artificial da hipomineralização de molares e incisivos (MIH) em fotografias intra-orais. Clin Oral Investig. 2022 Sep;26(9):5923-5930.

52. A.S Heinsfeld, A.R. Franco, C. Craddock, A. Buchweitz, e F. Meneguzzia, "Identification of autism spectrum disorder using deep learning and the ABIDE dataset," Clinical, vol. 17, pp. 16-23, agosto de 2017. A

53. M. Duda, J. Daniels e P.D. Wall, "Clinical Evaluation of a Novel and Mobile Autism Risk Assessment," Springer Link, vol. 46, no.6, pp. 1953-1961, junho de 2016.

54. A.M. Amiri, N. Peltier, C. Goldberg, Y. Sun, A. Nathan, V.S. Hiremath e K. Mankodiya, "WearSense: Detecting Autism Stereotypic Behaviors through Smartwatches," Healthcare vol. 5, no. 1, fevereiro de 2017.

55. Stephenson J. Who offers guidance on use of Artificial Intelligence in medicine (Quem oferece orientações sobre a utilização da Inteligência Artificial na medicina). Fórum de Saúde JAMA. (2021) 2:e212467

56. Secinaro S, Calandra D, Secinaro A, Muthurangu V, Biancone P. O papel da

inteligência artificial nos cuidados de saúde: uma revisão estruturada da literatura. BMC Med Inform Decis Mak. 2021 Apr 10;21(1):125. doi: 10.1186/s12911-021-01488-9. PMID: 33836752; PMCID: PMC8035061.

57. Zhao Q, Adeli E, Pohl KM. Treinamento de modelos de aprendizado profundo sem confusão para aplicações médicas. Nat commun. 2020;11:6010

58. Varshney KR (2016) Engenharia de segurança na aprendizagem automática. Workshop de Teoria e Aplicações da Informação 2016 (ITA):1-5

59. Carlbring P, Hadjistavropoulos H, Kleiboer A, Andersson G. A new era in Internet interventions: O advento do Chat-GPT e a orientação do terapeuta assistida por IA. Internet Interv. 2023 Abr 11;32:100621.

60. Fatima A, Shafi I, Afzal H, Díez IT, Lourdes DRM, Breñosa J, Espinosa JCM, Ashraf I. Advancements in Dentistry with Artificial Intelligence: Current Clinical Applications and Future Perspectives (Aplicações clínicas actuais e perspectivas futuras). Healthcare (Basileia). 2022 Oct 31;10(11):2188.

61. Software como dispositivo médico (SaMD). Maryland: Administração de Alimentos e Medicamentos dos Estados Unidos; 2018.

62. Artificial intelligence in medicine: the challenges ahead, J Am Med InfAssoc, 3 (6) (1996), pp. 363-366

63. Krois, J., Ekert, T., Meinhold, L. *et al.* Aprendizagem profunda para a deteção radiográfica da perda óssea periodontal. *Sci Rep* **9**, 8495 (2019)

64. Gianfrancesco MA, Tamang S, Yazdany J, Schmajuk G. Potential Biases in Machine Learning Algorithms Using Electronic Health Record Data. JAMA Intern Med. 2018 Nov

1;178(11):1544-1547.

65. Walsh T. 2018. Padrões de ouro difusos: abordagens para lidar com um padrão de referência imperfeito. J Dent. 74 Suppl 1:S47-S49

66. Ly K.H., Ly A.-M., Andersson G. Um agente de conversação totalmente automatizado para promover o bem-estar mental: um ensaio clínico piloto utilizando métodos mistos. *Internet Interv.* 2017;10:39-46

67. Grischke J., Johannsmeier L., Eich L., Griga L., Haddadin S. Dentronics: Rumo à robótica e à inteligência artificial em medicina dentária. *Dental Mater.* 2020;36:765-778

68. Liu L, Watanabe M, Ichikawa T. Robotics in Dentistry: Uma Revisão Narrativa. Dent J (Basileia). 2023 Feb 24;11(3):62.

69. Johnson D, Goodman R, Patrinely J, Stone C, Zimmerman E, Donald R, Chang S, Berkowitz S, Finn A, Jahangir E, Scoville E, Reese T, Friedman D, Bastarache J, van der Heijden Y, Wright J, Carter N, Alexander M, Choe J, Chastain C, Zic J, Horst S, Turker I, Agarwal R, Osmundson E, Idrees K, Kieman C, Padmanabhan C, Bailey C, Schlegel C, Chambless L, Gibson M, Osterman T, Wheless L. Assessing the Accuracy and Reliability of AI- Generated Medical Responses (Avaliar a exatidão e a fiabilidade das respostas médicas geradas por IA): An Evaluation of the Chat-GPT Model. Res Sq [Preprint]. 2023 Fev 28:rs.3.rs-2566942.

70. Ali K, Barhom N, Tamimi F, Duggal M. ChatGPT-Uma faca de dois gumes para o ensino dos cuidados de saúde? Implicações para a avaliação de estudantes de medicina dentária. Eur J Dent Educ. 2024 Feb;28(1):206-211. doi: 10.1111/eje.12937. Epub 2023 Aug 7. PMID: 37550893.

71. Lee, S. H. Geração de linguagem natural para registos de saúde electrónicos. *NPJ Digit.*

Med. **1**, 63 (2018)

72. Salvagno M, Taccone FS, Gerli AG. Pode a inteligência artificial ajudar na redação científica? Crit Care. 2023 Feb 25;27(1):75. doi: 10.1186/s13054-023- 04380-2. Erratum in: Crit Care. 2023 Mar 8;27(1):99. PMID: 36841840; PMCID: PMC9960412.

73. Huang G., Jafari A.H. Enhanced balancing GAN: Minority-class image generation. *arXiv.* 2021

74. Krois J., Cantu AG, Chaurasia A., Patil R., Chaudhari PK, Gaudin R., Gehrung S., Schwendicke F. Generalização de modelos de aprendizagem profunda para análise de imagens dentárias. *Sci. Rep.* 2021;11:6102

75. Monterubbianesi R., Tosco V., Vitiello F., Orilisi G., Fraccastoro F., Putignano A., Orsini G. Augmented, Virtual and Mixed Reality in Dentistry: Uma Revisão Narrativa sobre as Plataformas Existentes e os Desafios Futuros. *Appl. Sci.* 2022;12:877

76. Yu, Kun-Hsing; Beam, Andrew L.; Kohane, Isaac S. (2018). Inteligência artificial na área da saúde. Nature Biomedical Engineering, 2(10), 719-731.

77. Gerke S, Minssen T, Cohen G. Ethical and legal challenges of artificial intelligence-driven healthcare. Artif Intell Healthcare. (2020) 295-336.

78. Char DS, Abràmoff MD, Feudtner C. Identifying ethical considerations for Machine Learning Healthcare Applications (Identificação de considerações éticas para aplicações de aprendizagem automática no sector da saúde). Am J Bioethics. (2020) 20:7-17.

79. Nelson GS. Viés na inteligência artificial. *North Carolina Med J.* (2019) 80: 220-2. 10.18043/ncm.80.4.22

80. Park SH, Choi J, Byeon JS. Key Principles of Clinical Validation, Device Approval, and Insurance Coverage Decisions of Artificial Intelligence (Princípios-chave da validação clínica, aprovação de dispositivos e decisões de cobertura de seguros da inteligência artificial). Korean J Radiol. 2021 Mar;22(3):442-453.

81. Mendu, Vishnu & Menon, Geetha & Sharma, Saurabh. (2023). Orientações éticas para a aplicação da Inteligência Artificial na Investigação Biomédica e nos Cuidados de Saúde 2023.

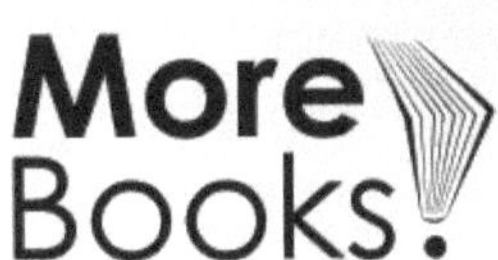

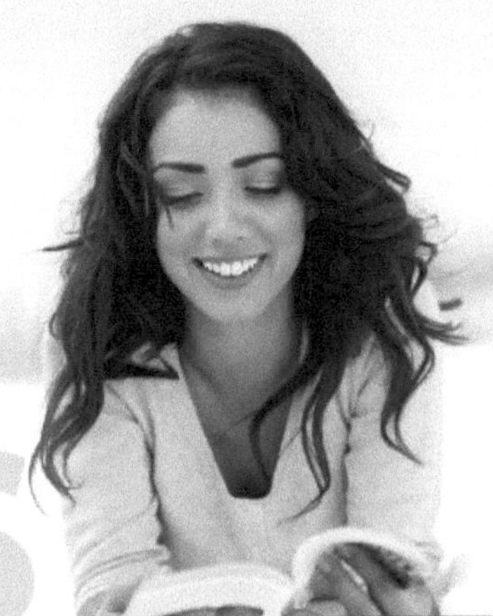

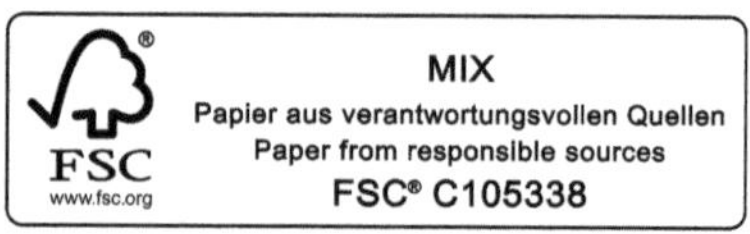

Printed by Books on Demand GmbH, Norderstedt / Germany